Schungit-Fullerene

Schungit-Fullerene:

Die geheimnisvollen Heiler

Johanna Kallert

Über die Autorin:

Johanna Kallert, Gesundheitsjournalistin und Gesundheitscoach, sieht es als ihre Lebensbestimmung an, mitzuhelfen, dass alle Menschen gesund und glücklich sind. Schon lange beschäftigt sie sich sowohl mit den spirituellen, als auch mit den biochemischen Aspekten der Gesundheit. Seit sie das erste Stückchen Edel-Schungit in der Hand hielt, weiß sie, dass dieser Stein beide Aspekte in sich vereint.

ISBN-13: 978-1507674857
ISBN-10: 1507674856

Herausgeber	Johanna Kallert
	91541 Rothenburg o.d.T.
Autor	Johanna Kallert
Lektorat:	Thorsten Kallert
Druck:	Create Space

1. Auflage Februar 2015

Inhaltsverzeichnis

Vorwort 7

Was ist Schungit....................................11

Schungit Arten 13

Normaler Schungit 13

Edel-Schungit...................................14

Schungit-Besonderheit 15

Fullerene..18

Natürliche Fullerene.........................19

Künstliche Fullerene 21

Linksdrehend-Rechtsdrehend...........23

Schungit: Systemische Heilwirkung 27

Fullerene als Super-Antioxidantien.............28

Was sind Freie Radikale?.......................29

Wie wirken normale Antioxidantien........31

Wie wirken Fulleren-Antioxidantien?......32

Fullerene als Leberschutz............................34

Fullerene als Happy-Macher 35

Fullerene als ganzheitliche Heiler 37

Schungit-Heil-Anwendungen konkret 38

Schungit innerlich angewandt.................38

Schungit äußerlich angewandt 39

Schungit-Zimmer 40

Schungit in der Hand................................40

Schungit-Wirkung auf unsere Aura 42

Was ist die Aura? 42

Energie-Kanäle am Körper: Die Chakren 43

Was beeinflusst unsere Aura.......................48

Love it, change it or leave it.....................50

Schädliche Mobilfunkstrahlung 51

Wie kann Schungit die Aura schützen? ...54

Schungit-Aura-Schutz konkret....................55

Schungit-Abschirmung an den Geräten ...55

Schungitschutz am Körper.......................56

Fünf Schritte für Ihre Gesundheit 57

Gesund atmen.......................................57

Gesund essen.......................................59

Gesund denken......................................60

Gesund leben.......................................61

Gesunde Energie 62

Schlusswort - Ausblick 63

Über mich..67

Literaturverzeichnis................................70

Vorwort

Kennen Sie schon die magische Wirkung von Schungit-Fullerenen?

Wollen Sie erfahren, wie einzigartige Schungit-Antioxidantien Ihre Zellen jung und gesund erhalten?

Suchen Sie Informationen darüber, wie Sie sich mit Schungit-Produkten vor Handystrahlung und sonstigen Funkwellen wirksam schützen können?

All dies und viele weitere Informationen finden Sie in diesem Buch. Ich lade Sie ein, die wunderbaren Wirkungen von Schungit mit mir kennenzulernen und anzuwenden.

Ich selbst wusste bis vor wenigen Wochen nicht einmal, dass es Schungit überhaupt gibt. Bis ich ihn "zufällig" entdeckte, als ich über Heilsteine recherchierte. Es war aber sicher kein Zufall, ich sollte den Schungit an diesem Tag wohl finden.

Denn es war geradezu magisch: Ich sah das Bild eines schwarz glänzenden Edel-Schungit-Steines und fühlte mich sofort wie elektrisiert. Alles in mir kribbelte voll freudiger Energie, und es war, als ob der Heilstein auf dem Foto zu mir sprechen würde: "Ich gebe dir Kraft und Lebensenergie", lautete seine Botschaft.

Von da an ließ das Thema Schungit mich nicht mehr los. Eifrig recherchierte ich über diesen Heilstein und trug alle Informationen zusammen, die ich finden konnte. Mit zunehmender Begeisterung erfuhr ich von seinen einzigartigen heilenden Wirkungen, für die ich auch wissenschaftliche Belege fand.

Ich bestellte mir kurz entschlossen ein paar Stücke Edel-Schungit. Als ich sie zum ersten Mal in der Hand hielt, wusste ich, dies ist wirklich ein magischer Stein. Deutlich spürte ich seine immense Energie, die mich regelrecht euphorisch machte. Und ich vernahm wieder eine Botschaft, die der Schungit mir zu übermitteln schien: "Berichte über mich", lautete sie dieses Mal.

Das tue ich hiermit. Ich will Sie, liebe Leser, mit diesem Buch über den wunderbaren Schungit informieren. Ich will Ihnen erklären, was diesen Stein so einzigartig macht.

Ich will Sie über die heilenden Wirkungen von Schungit informieren und ganz konkret seine Anwendungsmöglichkeiten beschreiben. Ich will Ihnen auch Forschungsergebnisse vorstellen, mittels denen die Schungit-Wirkung nachgewiesen wurde.

Ich wünsche mir, dass auch Sie die heilende Energie dieses Steins kennenlernen und erfahren sollen. Begeisterte Stimmen bezeichnen den Schungit als das größte Geschenk der Natur an die Menschheit, denn dieses Mineral hat das Potenzial, die Menschen ganzheitlich zu heilen.

Manche Forscher vermuten, dass Schungit außerirdischen Ursprungs ist. Doch wo auch immer dieser geheimnisvolle Stein herkommt, er steht uns zur Verfügung, und er tut uns gut.

Lassen Sie sich in diesem Buch berichten, wie Schungit auch Sie gesünder, jünger und glücklicher machen wird.

Lesen Sie zudem auch, was Sie sonst tun können, um Ihre Gesundheit zu stärken und sich rundum glücklich zu fühlen. Ich informiere Sie gerne zu den fünf wichtigsten Säulen der Gesundheit, die Sie selbstverantwortlich anwenden und umsetzen können. Sie selbst sind Ihrer Gesundheit Schmied.

Wenn Sie Fragen haben oder mir ein Feedback geben wollen, finden Sie mich auf meinen Websites:

www.schungit-heilsteine.com
www.jk-ganzheitlich-gesund.de

Nun wünsche ich Ihnen viel Freude beim Lesen und viele positive Erfahrungen mit Ihrem Schungit. Möge er auch Ihnen helfen, gesund und voller Lebensenergie zu sein.

Ihre Johanna Kallert

Was ist Schungit

Schungit ist ein kohlenstoffhaltiges Mineral und befindet sich in unterirdischen Gesteinsschichten an einem einzigen Ort auf der Erde. In Karelien in Russland, in der Nähe des Onegasees, lagert er in einem Gebiet, das rund 9000 Quadratkilometer umfasst. Hat er sich dort seit Milliarden von Jahren „versteckt", um jetzt endlich entdeckt zu werden?

Entstanden ist Schungit vermutlich aus den Urbakterien, die vor rund drei Milliarden Jahren als Urbausteine des Lebens die Evolution weiterer Lebensformen einleiteten. Diese Urbakterien waren Einzeller, das heißt sie bestanden nur aus einer einzigen Zelle. Doch diese einzige Zelle trug bereits die vollständige DNA des Lebens in sich.

Aus dieser Urzelle des Lebens entstanden dann im Laufe der Evolution weitere, immer komplexere Lebensformen, bis hin zur „Krone der Schöpfung", bis hin zu uns Menschen.

Die Urbakterien versteinerten im Lauf der Milliarden Jahre. Doch jetzt wurden sie im Mineralstein Schungit wieder entdeckt. Was wollen sie uns aus ihrem Milliarden Jahre dauernden Dasein wohl übermitteln? Man kann fast vermuten, Schungit erinnert unsere Zellen wieder an die ursprüngliche DNA des Lebens, die im Laufe der Jahrtausende verkümmert ist.

Wissenschaftler haben ja schon lange herausgefunden, dass wir nur fünf Prozent unserer DNA nutzen, der Rest wird als Junk-DNA (Müll-DNA) bezeichnet. Können wir mit der Information aus der Ursprungs-Zelle vielleicht unsere DNA nun wieder vollständig reaktivieren? Können wir mit der Information aus dem Schungit nun lange und gesund leben?

Mir kam dieser Gedanke gerade erst intuitiv beim Schreiben. Ich spüre, dass der Schungit so etwas wie das Geheimnis des Lebens in sich birgt. Damit wäre er wirklich das magische Geschenk der Natur, als das er bezeichnet wird.

Schungit Arten

In den Schungit-Lagerstätten Kareliens sind verschiedene Arten des Schungits vorhanden, die sich im Aussehen und in ihrem Kohlenstoffgehalt unterscheiden.

Normaler Schungit

Normaler Schungit wird auch als Schungit der Klasse II bezeichnet. Er macht einen Großteil der Schungit-Vorkommen aus.

Bei diesem Schungit handelt es sich um eine schwarze Gesteinsart. Das Mineral enthält bis zu 70 Prozent Kohlenstoff. Seit die Bedeutung von Schungit mehr und mehr bekannt wird, ist auch dieser Schungit der Klasse II sehr begehrt.

Er wird entweder als Rohstein in verschiedenen Größen angeboten, oder er wird geschliffen und poliert und in dieser Form zu Gegenständen verarbeitet, die unserer Gesundheit sehr gut tun.

Edel-Schungit

Die Königsklasse des Schungit ist aber der Edel-Schungit. Er ist vergleichsweise selten, denn er kommt nur in vereinzelten, sehr engen unterirdischen Minen vor.

Edel-Schungit wird auch als Schungit der Klasse I bezeichnet. Er besteht zu über 90 Prozent aus Kohlenstoff (bis zu 98 Prozent). Edel-Schungit ist ein sehr hartes Material und splittert leicht. Aus diesem Grund lässt er sich auch nicht wie der Normal-Schungit schleifen oder zu bestimmten Formen verarbeiten.

Sein Aussehen ist schwarz und glasig glänzend. Ob er durch Einwirkung von energiereichen Blitzen diese glasige Oberfläche bekommen hat? Manche Wissenschaftler vermuten dies.

Ein kleiner Edel-Schungit war es auch, der mich bei der ersten Begegnung so sehr verzaubert hatte.

Doch was ist nun das Besondere an diesem Stein, werden Sie sich jetzt vielleicht fragen. Nun, im Schungit sind ganz besondere Kohlenstoff-Stukturen enthalten, die die Wissenschaftler auf der ganzen Welt seit Jahren beschäftigen.

Um Ihnen dies zu erläutern, will ich das Mineral Schungit in die Reihe seiner „Verwandten" stellen. Es gibt mehrere Kohlenstoff-Substanzen, bei denen die Atome in einem jeweils anderen Muster angeordnet sind. In der Wissenschaft nennt man diese unterschiedliche Struktur desselben Elements Allotropie.

Die beiden bekanntesten „Geschwister" des Schungit sind Graphit und Diamant. Sie bestehen zwar alle aus Kohlenstoff, reagieren aber chemisch und physikalisch unterschiedlich, weil die Kohlenstoffatome unterschiedlich angeordnet sind.

- Beim Graphit sind die Atome nur zweidimensional verbunden. Sie sind ringförmig in einem Sechseck angeordnet. Die Ringe bilden Ebenen ähnlich wie Bienenwaben. Die einzelnen Ebenen sind nicht miteinander verknüpft, sondern liegen schichtenweise übereinander.

- Beim Diamant sind die Kohlenstoffatome in Form eines Tetraeders angeordnet, also in einer Pyramidenform, die dreidimensional vernetzt ist. Dies verleiht dem Diamant seine typische Härte.

- Beim Schungit sind die Atome in Vielecken, ähnlich wie ein Fußball angeordnet. Die Oberfläche eines solchen Moleküls kann 60 oder auch 70 Kohlenstoffatome umfassen, die in Fünfecken und Sechsecken miteinander vernetzt sind. Diese Form der Kohlenstoffstruktur bezeichnet die Wissenschaft als Fulleren.

Aha, werden Sie jetzt vielleicht denken, das ist ja alles schön und gut, aber was interessiert es mich, ob die Atome eines Minerals wie ein Ring, wie eine Pyramide oder wie ein Fußball angeordnet sind?

Sie haben Recht, für den Laien ist die Bedeutung der Fullerene nicht auf den ersten Blick ersichtlich, ich habe diese auch erst erkannt, als ich mich näher darüber informiert habe.

Tatsache ist aber, dass die Wissenschaft die Fullerene seit Jahrzehnten intensiv erforscht. Und die Forscher sehen das Fulleren als sehr bedeutend an.

Diese Bedeutung will ich Ihnen nun klar und verständlich aufzeigen, damit auch Sie sich die Faszination dieses Minerals erklären können. Und damit auch Sie erkennen, was für ein besonderes Geschenk uns die Natur mit dem Fulleren gemacht hat. Gut, dass immer mehr Menschen dieses Geschenk jetzt erkennen und für sich anwenden.

Fullerene

Fullerene sind eine besondere Kohlenstoff-Variante. Jeweils 60 oder 70 Kohlenstoffatome bilden ein vieleckiges fußallförmiges Molekül, das innen hohl ist. Je nach der Zahl der Kohlenstoffatome werden die Fulleren-Moleküle C60, C70 usw. bezeichnet.

In der Natur sind Fullerene selten, zumindest auf unserem irdischen Planeten. Zu finden sind sie aber im Weltraum, im planetaren Nebel. Das hat man im Jahr 2010 mit Hilfe von Infrarotaufnahmen nachgewiesen. Ob Fullerene also tatsächlich außerirdischen Ursprungs sind, wie manche Wissenschaftler vermuten?

Mir gefällt dieser Gedanke, ich stelle mir vor, dass kosmische Kräfte uns helfen wollen, das Weiterleben auf unserem gefährdeten Planeten zu erhalten. Doch wie können die Fulleren-Moleküle das bewirken?

Auf der Erde gibt es natürliche Fullerene vor allem im Schungit. Daneben kommt natürliches Fulleren noch in Fulgurit vor. Fulgurite sind Röhren im Gestein, die durch Blitzschlag entstanden sind. Doch das häufigste Vorkommen natürlicher Fullerene sind die Schungit-Minen in Karelien.

Seit der Entdeckung der natürlichen Fullerene im Jahr 1985 sind Wissenschaftler fasziniert von diesem Molekül. Denn es zeigt einige chemische und physikalische Besonderheiten.

Zum einen ist das Molekül innen hohl, was Fragen aufwirft, was alles darin verborgen sein könnte. Forscher fanden heraus, dass im Inneren der Fullerene Spuren von Wasser eingeschlossen sind. Manche Wissenschaftler vermuten, dass in dieser Flüssigkeit auch all das aufgelöst sein könnte, was die Urzelle zum Leben brauchte. Nährstoffe, Mineralien oder auch die Information des Lebens?

Eine zweite Besonderheit ist die besondere Kristallstruktur des Fullerens. Obwohl es im Gesteinsmaterial eigentlich eine anorganische Substanz darstellt, kann es auch als organisches Molekül klassifiziert werden.

Natürliche Fullerene sind sozusagen der Übergang von der anorganischen zur organischen Materie. Oder um es weniger chemisch zu erklären: Fullerene sind die Verbindung zwischen totem und lebendem Material. Man könnte auch euphorisch sagen, Schungit-Fullerene sind lebende Steine, die die Ur-Energie des Lebens in sich gespeichert haben.

Die dritte Besonderheit ist diejenige, die der praktischen Anwendung am meisten dient. Fullerene sind eine Art Katalysator für wichtige Entgiftungsreaktionen in unserem Stoffwechsel.

Weiterhin wurde erkannt: Fullerene haben transformierende Wirkung auf störende Strahlung. Sie können jede Art von magnetischen Wellen umwandeln.

Die Wissenschaft war von all diesen Besonderheiten so fasziniert, dass sie versucht hat, Fullerene künstlich zu erzeugen und damit zu experimentieren. Im Jahr 1990 konnten die ersten Fullerene synthetisch erzeugt werden. Kurz darauf wurde das Fulleren als das „Molekül des Jahres" gefeiert. Doch wie bei vielen synthetischen Nachahmungen der Natur gilt auch hier: Künstliche Fullerene sind kein Ersatz für die genialen, natürlichen Fullerene im Schungit und Edel-Schungit.

Warum nicht? Nun, zum einen ist für die künstliche Herstellung ein großer Aufwand nötig. Aber was noch viel wichtiger ist: Künstliche Fullerene haben nicht dieselbe positive energetische Wirkung wie die natürlichen Fullerene. Im Gegenteil, Bioenergetiker haben nachgewiesen, dass künstliche Fullerene toxisch auf unser Energiefeld wirken, unsere Lebensenergie also schwächen, während natürliche Fullerene aus dem Schungit die Lebensenergie stärken.

Doch die künstlichen Fullerene wurden von Wissenschaft und Technologie trotzdem produziert, weiter entwickelt, verändert zu neuartigen Substanzen, die in der Nanotechnologie oder als supraleitende Substanzen eingesetzt wurden.

Solche Supraleiter kommen zum Beispiel in Teilchenbeschleunigungsanlagen, wie dem bekannten Teilchenbeschleuniger in Cern, zum Einsatz, sowie auch in Kernfusionsreaktoren. Über den Sinn oder Unsinn von Teilchenbeschleunigungsanlagen oder der Nanotechnologie insgesamt, will ich hier nicht urteilen.

Die Kritik an der Nanotechnologie zeigt aber, dass die Menschen spüren, dass hiervon etwas Schädliches ausgeht. Dieses Gefühl stimmt. Die Bioenergetik, eine Wissenschaft, die sich mit Strahlung befasst, zeigt, dass sich die zunehmende Produktion von künstlichen Fullerenen negativ auf unsere Bioenergie auswirkt. Negativ deshalb, weil die künstlichen Fullerene linksdrehend sind.

Die Begriffe links- oder rechtsdrehend kennen Sie vielleicht aus der Joghurt-Werbung. Da wird oft auf die gesunde rechtsdrehende Milchsäure in Joghurt-Kulturen hingewiesen.

Damit ist eine bestimmte physkalische Funktion der Milchsäure gemeint: Milchsäure gehört zu den so genannten optisch aktiven Substanzen, das heißt, sie hat die Fähigkeit, polarisiertes Licht (das ist Licht, das nur in einer Ebene schwingt) zu drehen, entweder nach rechts oder nach links.

Die unterschiedliche Drehfunktion hängt von der Struktur des Milchsäuremoleküls ab, das in zwei (fast) spiegelbildlichen Varianten vorliegt.

Dieser Unterschied der Drehrichtung hat gravierende Folgen auf unser Wohlbefinden. Denn Biochemiker wissen: Im gesunden Stoffwechsel des Menschen wird ausschließlich rechtsdrehende Milchsäure gebildet.

Rechtsdrehende Milchsäure kann im Zellstoffwechsel gut weiterverarbeitet werden, sie verleiht uns Energie, denn sie schwingt in dieselbe Richtung wie unsere gesamte Lebensenergie. Auch die „guten" Joghurtkulturen, wie zum Beispiel der Bakterienstamm Acidophilus Bifidus produziert vorwiegend rechtsdrehende Milchsäure.

Linksdrehende Milchsäure wird zum Beispiel von Lactobacillus-Bulgaricus-Bakterien, sowie von vielen weiteren Mikroorganismen gebildet. Jetzt verstehen Sie sicher auch, warum die Zusammensetzung der Darmflora so wichtig ist. Je nachdem, ob dort linksdrehende oder rechtsdrehende Milchsäure gebildet wird, werden wir gestärkt oder geschwächt.

Sie können sich so eine Vielfalt an Schwingungen sicher gut vorstellen: Wenn zwei Wellen in dieselbe Richtung schwingen, "schubsen" sie sich gegenseitig an, verstärken sich also. In der Physik wird dies mit dem Fachausdruck „konstruktive Interferenz" bezeichnet.

Umgekehrt ist die Wirkung, wenn Wellen gegeneinander schwingen und ständig aufeinanderprallen. Damit verlangsamen sie einander bis zum Stillstand, physikalisch wird dies als „destruktive Interferenz" bezeichnet.

Wenn wir unsere Lebensenergie am Schwingen erhalten wollen, ist es deshalb nötig, dass wir sie so gut wie möglich mit gleich schwingenden Energien unterstützen.

Linksdrehende Milchsäure ist eine Substanz, die gegen die Lebensenergie schwingt. Sie kann im Körper nur schwer abgebaut werden, reichert sich in den Zellen an und macht uns sauer, panisch oder lethargisch. Unsere Lebensenergie wird ausgebremst.

Bleibt die Frage, warum die Bakterien, die linksdrehende Milchsäure produzieren, manchmal überhand nehmen?

Nun, jede Bakterienart ernährt sich von unterschiedlichen Nahrungsbestandteilen. Viele Zuckerstoffe wie Fructose oder Lactose, vermutlich auch Schwermetalle wie Quecksilber oder Nickel füttern eher die Produzenten der linksdrehenden Milchsäure. Ob auch gentechnisch veränderte Mikroorganismen, die heute für viele Zwecke „gezüchtet" werden, ein Problem sind? Ob auch sie linksdrehend sind und diese Information an alle anderen Bakterien weitergeben? Ich lasse diese Frage einfach so stehen, möge sie erforscht und beantwortet werden.

Als erwiesen gilt dagegen folgende Tatsache: Intensiv linksdrehend wirken auch energetische Einflüsse außerhalb des Körpers. Dies sind Handys, Schnurlos-Telefone (DECT), W-LAN, WiFi usw. Auch die künstlich hergestellten Fullerene haben sich teilweise als linksdrehend erwiesen und schwächen somit unsere Lebensenergie.

Zum Glück gibt es nun Produkte, die diese Schwingungen wieder umwandeln in lebensfreundliche, rechtsdrehende Energien. Diese Produkte sind Schungit und Edel-Schungit mit ihren wunderbaren Natur-Fullerenen. Schungit wirkt dabei heilend und stärkend auf das ganze „System Körper" ein.

Schungit: Systemische Heilwirkung

In der Volksheilkunde Kareliens ist die positive Wirkung von Schungit auf die Gesundheit von Mensch, Tier und Pflanze schon lange bekannt und wurde von Generation zu Generation überliefert.

Doch nicht nur die Volksheilkunde kennt den Schungit als wunderbaren Heilstein. Auch die Medizinwissenschaft befasst sich damit. In Russland, wo die Medizin weniger von der Pharma-Industrie beeinflusst ist, konnten seit vielen Jahren unabhängige, wissenschaftliche Untersuchungen mit Schungit durchgeführt und sein gesundmachendes Potenzial auf unsere Körperzellen belegt werden.

Eine wichtige Erkenntnis der Forscher war, dass Schungit nicht nur auf Zellebene einwirkt, wie das bei Medikamenten der Fall ist, nein Schungit wirkt systemisch. Somit ist Schungit kein Medikament im herkömmlichen Sinn, sondern schlicht und einfach ein Mineral, das ganzheitlich unsere Gesundheit stärkt.

Fullerene als Super-Antioxidantien

Eine besondere Fähigkeit der Fullerene ist es - so hat man herausgefunden - dass sie Freie Radikale an sich ziehen und umwandeln können. Schungit enthält super-wirksame Antioxidantien und beugt damit vielen körperlichen Alterungsprozessen vor.

Sicher kennen Sie den Begriff Antioxidantien. Viele Vitaminpräparate werben damit, dass sie zellschützende Antioxidantien enthalten, ebenso wie Kosmetika, vor allem Anti-Aging-Cremes Auch in Nahrungsmitteln sind natürliche Antioxidantien enthalten, so zum Beispiel das Beta-Carotin in Karotten.

Antioxidantien sind wichtig, denn sie neutralisieren die so genannten Freien Radikale, die unsere Zellen schädigen und alt werden lassen. Nicht nur das äußere Älterwerden der Haut lässt sich mit Antioxidantien verringern, sondern auch innere Zellschäden, die unsere inneren Organe „altern" lassen, wenn wir dies nicht verhindern.

Aggressive Radikal-Moleküle sind in der Medizin schon lange bekannt und gelten als Mitursachen für viele Krankheiten wie Demenz, Schlaganfall, Rheumatische Erkrankungen bis hin zu Krebs.

Wissenschaftlich gesehen sind Freie Radikale bestimmte biochemische Verbindungen, die kurzzeitig als Stoffwechsel-Zwischenprodukte entstehen. Diese Verbindungen sind sehr reaktionsfreudig, weil die Zahl ihrer Elektronen nicht ausgeglichen ist. Sie sind deshalb bestrebt, ihre überschüssige negative Ladung irgendwie abzugeben und lösen damit schädliche Kettenreaktionen in den Zellen aus.

Bekanntestes Radikal ist das Sauerstoff-Anion, ein negativ geladenes Sauerstoff-Ion. Es ist das Anion der Substanz Wasserstoffperoxid, die bei vielen Stoffwechselreaktionen, insbesondere aber bei der Umsetzung von Zucker entsteht.

Normalerweise wird das Peroxid-Radikal vom Enzym Katalase zu Wasser und neutralem Sauerstoff umgewandelt. Dieses Enzym ist in allen unseren Zellen vorhanden, es ist ein körpereigenes Antioxidans. Damit es zur Verfügung steht und gut funktioniert, muss der Körper aber genügend Spurenelemente, wie zum Beispiel Eisen und Kupfer haben.

In der heutigen Zeit ist unsere Ernährung zu üppig, vor allem zu reich an Zuckern, so dass sehr viele Peroxid-Radikale entstehen. Gleichzeitig mangelt es an Spurenelementen, die der Körper zum Radikal-Entgiften bräuchte.

Deshalb kommt es dazu, dass sich Freie Radikale im Körper anreichern und unsere Zellen schädigen. Gut, dass es da zusätzliche Antioxidantien gibt, die die Radikale neutralisieren. Lesen Sie nun, wie herkömmliche Antioxidantien wirken, und auf welche Weise Schungit mit den Freien Radikalen umgeht.

Bestimmt kennen Sie die herkömmlichen Antioxidantien: Das sind zum Beispiel das Vitamin A und seine Vorstufe Beta-Carotin, weiterhin das Vitamin C und Vitamin E, sowie verschiedene pflanzliche Stoffe.

Diese Nahrungs-Antioxidantien neutralisieren die Radikale, indem sie sich an sie binden. Jeweils ein Antioxidantien-Ion verbindet sich mit jeweils einem Radikal-Ion und besetzt damit die aggressive freie Bindungsstelle.

Mit dieser Verbindung ist zwar das Freie Radikal unschädlich gemacht, aber auch das Antioxidans ist verbraucht. Es steht nicht mehr für weitere Reaktionen zur Verfügung.

Da Vitamine auch andere Funktionen im Körper erfüllen, kann es dabei zu Mängeln kommen. Je mehr Freie Radikale vorhanden sind, desto mehr Antioxidantien werden verbraucht.

Wie wirken Fulleren-Antioxidantien?

Die russische Medizinwissenschaft hat nachgewiesen, dass Fullerene völlig anders mit den Freien Radikalen umgehen: Sie ziehen sie an die Oberfläche ihres fußballförmigen Moleküls und bewirken dort, dass die Radikale untereinander Bindungen eingehen, sich also gegenseitig neutralisieren.

Ist das nicht genial? Das hat den Vorteil, dass die Fullerene nicht selbst verbraucht werden, sondern in ihrer Wirkung erhalten bleiben. Sie können somit nachhaltig und dauerhaft die Freien Radikale im Körper unschädlich machen.

Erkennen Sie den Unterschied? Herkömmliche Antioxidantien müssen sich an das Radikal binden, jedes Radikal-Ion verbraucht ein Antioxidantien-Ion. Das Schungit-Fulleren dagegen bewirkt, dass die Radikale sich untereinander so verbinden, dass alle wieder neutral werden, während das Fulleren-Antioxidans dabei erhalten bleibt.

Diese einzigartige Wirkung ließ sich nicht nur theoretisch, sondern auch praktisch bei Heilanwendungen nachweisen. In russischen Kliniken hat man bei Patienten viele Studien zur Therapie mit Schungit (innerlich oder äußerlich angewandt) durchgeführt. Die Ergebnisse waren alle positiv.

Viele so genannte degenerative Krankheiten konnten deutlich gebessert werden. Degenerative Krankheiten sind all diejenigen Krankheiten, die durch Zellschädigung, ausgelöst durch die beschriebenen Freien Radikale, im Lauf der Zeit entstehen.

Von chronischen Gelenkarthrosen bis hin zu Schäden an den Herzkranzgefäßen reicht die Palette medizinischer Schungit-Anwendungen.

Konkrete Beschreibungen dazu können Sie am Ende dieses Kapitels lesen. Doch vorher will ich noch auf zwei weitere Funktionen der Schungit-Fullerene eingehen.

Fullerene als Leberschutz

Nicht nur die Stoffwechsel-Radikale konnten mit Schungit unschädlich gemacht werden. Auch giftige Substanzen, die wir uns als Umweltgifte, Bakteriengifte oder durch ein Übermaß an Medikamenten von außen zuführen, konnte Schungit neutralisieren.

Prinzipiell werden solche Substanzen in der Leber entgiftet. Wenn zu viele Gifte dort ankommen, wird die Entgiftungskapazität aber oftmals überfordert, es entstehen Leberfunktions- und Leberzellschäden.

Schungit kann diese Gifte neutralisieren, indem die Giftsubstanzen einfach ins Innere der Hohl-Moleküle gezogen werden.

Giftstoffe werden also einfach vom Fulleren „geschluckt". Und was dann im Inneren des Fullerens mit dem Gift passiert, ob es dort wieder zu einem verträglichen Stoff umgewandelt wird, wer weiß...

Noch eine Wirkung der geheimnisvollen Moleküle konnte nachgewiesen werden. Schungit-Fullerene können unsere Nerven harmonisieren und unsere Nervenbotenstoffe (Neurotransmitter) in ein ausgewogenes Gleichgewicht bringen. Damit fühlen wir uns ausgeglichen, entspannt und glücklich.

Sie kennen ja vermutlich das Zusammenspiel der Nervenbotenstoffe aus der Glücksforschung. Wichtig ist dabei vor allem, dass diese Botenstoffe in der richtigen Menge und auch stets in einem ausgewogenen Mengen-Verhältnis vorhanden sind. Nur dann können sie uns in Freude, Begeisterung, innere Harmonie und Gelassenheit versetzen.

Serotonin, der bekannte Stimmungsaufheller, der auch in Schokolade vorkommt, ist zum Beispiel nötig, damit wir uns glücklich fühlen, auch im Winter fit und fröhlich sind, und dass wir manchmal die ganze Welt umarmen möchten.

Aber hier gilt wie bei allen anderen Substanzen auch: Die Menge ist entscheidend. Zuviel Serotonin wirkt sich negativ aus, es verursacht zum Beispiel Fiebergefühl oder andere unangenehme Erscheinungen.

Ähnliches gilt für den Nervenbotenstoff Dopamin: Er versetzt uns in Begeisterung und Euphorie, im Übermaß verursacht er jedoch Stimmungsschwankungen und Suchtpotential. Auch der Stress-Botenstoff Adrenalin und der Ruhe-Stoff Noradrenalin müssen in einem ausgewogenen Verhältnis stehen, damit alle Körperfunktionen in der Balance bleiben.

Fullerene sind hier anscheinend so etwas wie die Balancegeber im Zusammenspiel der Neurotransmitter. Sie bewirken, dass die Botenstoffe im richtigen Verhältnis zwischen den Nerven hin- und herfunken und alles richtig übermitteln und ausbalancieren.

Selbst traumatisierte Kinder reagierten positiv auf eine Schungit-Behandlung, wie russische Forscher berichten.

Sie sehen: Schungit-Fullerene sind im Gegensatz zu Medikamenten nicht auf bestimmte Symptome beschränkt. Schungit-Fullerene sind ganzheitliche Heiler. Auch russische Forscher betonen, wie ich bereits erwähnt habe, dass Schungit nicht als Medikament anzusehen ist, sondern auf das gesamte "Biosystem Körper" einwirkt.

Ich weiß nicht, wie Sie das sehen, ich selbst war immer skeptisch, wenn ich von irgendwelchen Allround-Wunder-Heilmitteln hörte. In diesem Fall halte ich es aber für wahr und auch für nachvollziehbar. Wenn man sich die genialen Wirkprinzipien der Fullerene klarmacht, ist es leicht zu verstehen, dass Schungit alles repariert und harmonisiert, was der Reparatur und Balancierung bedarf.

Möge sich dieses geniale Heilwissen auch in unserem Gesundheitssystem durchsetzen und die Menschen gesünder und glücklicher machen.

Schungit-Heil-Anwendungen konkret

Verschiedene russische Ärzte haben Schungit für medizinische Anwendungen erforscht. Hier ist eine kurze, vereinfachte Zusammenfassung ihrer Ergebnisse.

Schungit innerlich angewandt

Ein russischer Mediziner hat eine wässrige Lösung mit einer hohen Konzentration an Fullerenen hergestellt und diese den Patienten zum Trinken gegeben. Er bestätigte, dass diese Lösung eine sehr starke Antioxidantien-Wirkung hat, die über Monate andauert.

Auch die beschriebene Entgiftungsfunktion und Ausbalancierung der Nervenbotenstoffe wurde mit dieser wässrigen Fulleren-Lösung nachgewiesen.

Schungitwasser innerlich eingenommen half generell bei vielen Erkrankungen der Verdauungsorgane, sowie bei Diabetes.

Bei Halsentzündungen oder Zahnfleischerkrankungen wurde Schungitwasser zum Gurgeln verordnet und zeigte sich heilsam.

Bei Atemwegserkrankungen wurde Schungitwasser inhaliert (Konzentration: 0,1 mg/ml).

Schungit äußerlich angewandt

Eine Kardiologin und Internistin hat ihren Patienten Schungit-Bäder verordnet und dabei eine deutliche Stabilisierung bei Bluthochdruck festgestellt. Auch bei chronischen Gelenkkrankheiten wurden Schungit-Bäder erfolgreich eingesetzt.

Schungit-Paste zur äußerlichen Anwendung zeigte sich heilsam bei Gelenkleiden, vor allem bei Arthrose.

Schungit-Rohsteine wurden zur Fußreflexzonenmassage eingesetzt, dies wirkte positiv bei Gelenks- und Nervenerkrankungen.

Schungit-Zimmer

Schungit-Zimmer sind spezielle Behandlungsräume, deren Fußböden, Wände und Decken mit schungithaltigen Materialien ausgestattet sind. Dadurch sind sie völlig abgeschirmt von elektromagnetischen Störeinflüssen. Zudem finden sich entspannungsfördernde Komponenten, wie Wasserbrunnen, gedämpftes Licht, Meditationsmusik etc. in diesen Räumen.

Der Aufenthalt in so einem Behandlungszimmer half bei Herz-Kreislauf-Erkrankungen, stärkte insgesamt das Wohlbefinden, förderte die innere Balance und unterstützte sogar die Trauma-Behandlung.

Schungit in der Hand

Schungitkundige Heiler geben ihren Klienten beim Gespräch einfach ein Stück Schungit in die Hand, weil sie erkannt haben, dass sich das Befinden allein dadurch bessert.

Dies ist auch die beste Empfehlung für den „Hausgebrauch": Schungit in die Hand zu nehmen, wenn man seine Energie oder sein Lebensgefühl verbessern will. Eine weitere Möglichkeit hierfür: Ein kleines Stück Schungit in der Hosentasche oder als Schmuckanhänger um den Hals zu tragen.

Ich selbst habe eingangs ja beschrieben, wie ein kleiner Edel-Schungit meine Energie zum Pulsieren brachte, als ich ihn das erste Mal in der Hand hielt. Und viele andere Menschen, denen ich den Schungit in die Hand gegeben habe, spürten das genauso. Die Begeisterung, die damit manchmal ausgelöst wird, ist einfach großartig.

Doch selbst bei Menschen, die die Energie des Schungit nicht unmittelbar als Kribbeln oder Pulsieren wahrnehmen, hat der Stein eine harmonisierende Wirkung. Dies ist nicht nur eine gefühlte Wirkung, das haben auch verschiedene Messungen zum Einfluss des Schungit auf unsere energetische Ausstrahlung gezeigt.

Schungit-Wirkung auf unsere Aura

Damit komme ich nun zur zweiten großen Wirkungdimension des Schungit: Sein positiver Einfluss auf unsere energetische Ebene, auf unser Vitalfeld, auch Aura genannt.

Was ist die Aura?

Jeder Körper ist von einem Energiefeld umgeben, das sich circa ein bis zwei Meter um den Körper herum ausdehnt. Es wird als Vitalfeld oder Aura bezeichnet. Die Energie der Aura bestimmt ganz entscheidend unser körperliches und seelisches Wohlbefinden mit.

Manche hellsichtige Menschen können die Aura bei ihren Mitmenschen sehen. Ich weiß, dies wird oft belächelt oder nicht ernst genommen. Doch inzwischen wurden auch Methoden entwickelt, um die Aura zu fotografieren (Kirlian-Fotografie) und damit nachzuweisen. In Russland wird die Aura auch als Grundlage für eine psychologische Beratung herangezogen.

Die Energie der Aura umhüllt unseren Körper nicht nur, sie durchströmt ihn auch. Die Energiekanäle stimmen in etwa mit den Meridianen aus der chinesischen Akupunkturlehre überein.

Über mehrere Energieeintrittspunkte und Energiekanäle ist unser materieller Körper mit dem umgebenden Energiekörper, der Aura, verbunden, und diese wiederum mit der gesamten kosmischen Energie.

Die Energieeintrittspunkte am Körper werden als Chakren bezeichnet. Vor allem in der östlichen Heilkunde wird den Chakren große Bedeutung für die Gesundheit zugemessen.

Diese Energiekanäle sorgen dafür, dass Energie aufgenommen und an alle Zellen des Körpers verteilt werden kann. Je gleichmäßiger die Chakren die Energie weiterleiten, desto besser funktionieren unsere Körperabläufe.

Es gibt zahlreiche Chakren an unserem Körper, manche sind auch außerhalb des materiellen Körpers im Energiekörper angesiedelt. Die wichtigsten Chakren sind die sieben Hauptchakren:

Das Wurzelchakra ist der Kanal für die Ur-Energie des Lebens, für das Urvertrauen, für das Gefühl, auf der Erde willkommen und angenommen zu sein. Es befindet sich an der Basis des Unterleibs und entspricht der Schwingung der Farbe rot. Wenn das Wurzelchakra harmonisch die irdischen Energien aufnimmt und im Körper gleichmäßig verteilt, fühlen wir uns geerdet und im Einklang mit dem Leben.

Das Sakralchakra (Farbe orange) aktiviert die Lebenslust, die sexuelle Lust, sowie unsere Lebensfreude. Es befindet sich in der Mitte des Unterbauches und versorgt die Organe in diesem Bereich mit Energie. Wenn es gleichmäßig schwingt, sind wir erfüllt von Lebenslust.

Das Nabel- oder Solarplexuschakra (Farbe gelb) aktiviert unser Selbstbewusstsein, unser Selbstwertgefühl und die Fähigkeit, eigene Bedürfnisse auf angemessene Weise mit den Bedürfnissen der Mitmenschen in Einklang zu bringen. Es befindet sich oberhalb des Bauchnabels und versorgt dort die Organe mit Energie. Ein harmonisch schwingendes Solarplexuschakra verleiht uns ein gesundes „Bauchgefühl" und die Fähigkeit, uns auf angemessene Weise behaupten zu können.

Das Herzchakra (Farbe grün) aktiviert Liebe, Wärme und Leuchtkraft in uns. Es befindet sich auf der Höhe des Herzens und versorgt dort die Organe mit Energie. Wenn es harmonisch schwingt, können wir uns selbst, unser Leben und unsere Mitmenschen lieben.

Das Halschakra (Farbe blau) stärkt unsere Selbstausdrucks-Fähigkeit. Es befindet sich im Kehlkopfbereich und versorgt die Organe und Gewebe in diesem Bereich mit Energie. Wenn es harmonisch schwingt, können wir unser wahres Selbst zum Ausdruck bringen.

Das Stirnchakra (Farbe indigo) ermöglicht uns den Zugang zu unserem inneren Wissen, einem Wissen, das universell ist und weit über das Wissen des Verstandes hinausgeht. Das Stirnchakra befindet sich in der Mitte der Stirn und versorgt dort die Körperzellen mit Energie. Wenn es harmonisch schwingt, verfügen wir über eine gute Intuition.

Das Kronenchakra (Farbe violett) aktiviert unsere Gottverbundenheit und unser Vertrauen in die kosmischen Kräfte. Es befindet sich oberhalb des Kopfscheitels und versorgt dort die Gewebe mit Energie. Wenn das Kronenchakra aktiviert ist, fühlen wir uns mit dem Universum verbunden.

Wichtig ist, dass alle Chakren aktiv und harmonisch die Energie verteilen, denn dann kommt es weder zu Blockaden noch zu Mängeln an Energie.

Dann sind wir über das Wurzelchakra geerdet, über die mittleren Chakren harmonisch mit dem Umfeld verbunden und über das Kronenchakra sozusagen in Kontakt mit dem Himmel. Wenn alle Chakren gleichmäßig und harmonisch schwingen, fühlen wir uns körperlich und seelisch rundum gesund.

Sie sehen: Unser Energiefeld bestimmt wesentlich unser Wohlbefinden mit. Energieheiler arbeiten längst mit dieser energetischen Dimension der Gesundheit. Denn sie wissen: Wird die Bioenergie durch störende Einflüsse geschwächt, schwächt das auch unseren Körper.

Wenn solche Einflüsse länger anhalten, sendet uns der Körper Warnsignale: Unwohlsein, seelische oder körperliche Symptome, Beschwerden bis hin zu schwerer Krankheit.

Umgekehrt schwächen natürlich auch die Sorgen, die man sich deswegen macht, unsere Bioenergie. Dies wiederum macht uns anfälliger für weitere Störeinflüsse von außen. Es kann eine Negativspirale entstehen, die unsere Bioenergie immer weiter schwächt.

Was beeinflusst unsere Aura

Physiker wissen: Jede Form der Materie ist gleichzeitig Energie, alles schwingt in einer bestimmten Frequenz. Unser Körper ist Energie, der Stuhl, auf dem wir sitzen, ist Energie, jeder Gegenstand in unserer Wohnung ist Energie, jeder Baum oder Strauch im Garten ist Energie, jeder Stein, jedes Sandkorn ist Energie.

Energiewellen beeinflussen einander, wie Sie ja schon im Kapitel über rechts- oder linksdrehende Milchsäure gelesen haben. Wenn Energiewellen im Gleichklang schwingen, verstärken sie einander, wenn sie gegeneinander schwingen, hemmen sie sich.

Das erklärt, warum man sich in der Nähe bestimmter Menschen oder an bestimmten Orten einfach wohl fühlt, an anderen Orten dagegen Fluchtimpulse bekommt. Auch in manchen Häusern fühlen sich Bewohner unerklärlich unwohl, das kann an geomagnetischen Störeinflüssen wie Erdstrahlen oder Wasseradern liegen.

Unser energetischer Körper spürt, welche Energien ihm gut tun und welche nicht. Energien, die nicht zum eigenen Schwingungsmuster passen, können uns schwächen oder krank machen.

Umgeben Sie sich deshalb mit positiven Energien. Spüren Sie, welche Mitmenschen auf Ihrer Welle schwingen, welche Orte Sie energetisch stärken, welche Materialien ihnen gut tun.

Doch auch Sie selbst können viel für eine gesunde Aura tun. Mit eigenen positiven Gedanken können wir unsere Aura sehr gut stärken. Jedes Glücksgefühl, jeder liebevolle Gedanke gelangt in unserer Aura und stärkt sie, Sorgen und Angst dagegen schwächen sie.

Sie sind den energetischen Einflüssen der Umwelt also nicht passiv ausgeliefert, sondern können sie bis zu einem gewissen Grad auch aktiv zum Positiven hin verändern. Liebe und Freude sind eine Quelle für positive Energie und ein guter Aura-Schutz.

Love it, change it or leave it

Dazu passt auch der bekannte Spruch: Love it, change it or leave it, egal, ob er sich auf unseren Beruf, unsere Partnerschaft, auf unsere Freundschaften, unseren Wohnort und vieles mehr bezieht: Entweder wir lieben, was wir tun und mit wem wir zusammen sind. Das ist gegeben, wenn wir auf derselben Welle sind.

Oder wir spüren Dissonanzen (unterschiedliche Schwingungsfrequenzen), dann können wir diese mit Hilfe von Liebe verändern, also auch unser direktes Umfeld mit unserer positiven Schwingung anstecken.

Wenn dies allerdings nicht gelingt, weil vom Partner oder den Mitmenschen immer wieder negative Frequenzen (bedingt durch negative Gedankenmuster) ausgehen, ist es ein wichtiger Selbstschutz, sich diesen Energien zu entziehen. Dasselbe gilt auch, wenn starke elektrische, elektromagnetische oder geomagnetische Einflüsse unsere Aura schwächen.

Wie sehr wir von der energetischen Ausstrahlung unserer Mitmenschen beeinflusst werden, hängt auch davon an, wie stark und resistent unsere eigene Aura ist. Und diese kann durch die heutigen, modernen Kommunikationsmittel geschwächt werden.

Bioenergetiker haben herausgefunden, dass Handy- und Mobilfunkstrahlen, Schnurlos-Telefone (DECT), W-LAN, WiFi usw. unsere Aura deutlich schwächen, unsere Chakren aus der Balance bringen und uns anfälliger für energetische Fremdeinflüsse machen.

Die französische Geobiologin und Bioenergie-Forscherin Regina Martino berichtet in ihrem interessanten Fachbuch:

„Schungit – Stein der Lebensenergie" (siehe Literaturverzeichnis) von vielen interessanten Untersuchungen und Messungen, die sie zum Thema Aura und Vitalfeld durchgeführt hat.

So hat sie zum Beispiel nachgewiesen, dass wir zuhause, in der Nähe der Basisstation unserer Schnurlos-Telefone, bis zu 50 Prozent unserer Bioenergie verlieren, ebenso beim Telefonieren, am drahtlos verbundenen Computer, Laptop oder Tablet.

Bei ihren Messungen hat die Geobiologin auch ganz konkret feststellen können, wie sich die Energiezustände der einzelnen Chakren verändert haben. Die Kopfchakren wurden durch die Strahlung oft überaktiviert, das Wurzelchakra unterversorgt. Das führt dazu, dass Menschen ihr Urvertrauen ins Leben verlieren und sehr empfindlich für kosmische Einflüsse werden.

Auch die mittleren Körper-Chakren werden deutlich geschwächt, denn das Handy in der Hosen- oder Hemdentasche befindet sich genau im Bereich dieser Chakren. Die Folge erkennt man am Zustand der heutigen Gesellschaft: Wenig Lebensfreude, wenig Liebe zum Leben, innerer Stress statt Ruhe und Gelassenheit.

Doch hören wir auf, einander dafür zu verurteilen. Machen wir uns klar, dass die Menschen, die besonders davon betroffen sind, im Grunde gar nichts für ihre negativen Verhaltensweisen können. Sie sind lediglich anfälliger für Strahlen und Störeinflüsse als andere.

Hören wir aber auch auf, uns diesen Strahlen ausgeliefert zu fühlen. Schädliche Einflüsse aus der Umwelt können wir zwar nur bedingt ändern. Was wir aber tun können, ist unsere Aura zu stärken und vor solchen negativen Einflüssen abzuschirmen.

Schützen können wir uns bis zu einem gewissen Maß mit Hilfe von bewussten, positiven Gedanken und liebevollen Absichten, denn was wir ausstrahlen, ziehen wir auch zu uns heran. Doch wenn positiv sein nicht mehr gelingt, weil unsere Aura zu sehr mit negativer Strahlung „linksgedreht" ist, dann hilft Schungit. Dieser Stein bietet uns energetischen Schutz und Hilfe.

Wie kann Schungit die Aura schützen?

Die gute Nachricht lautet: Schungit hat sich in wissenschaftlichen Messungen als wirksamer Schutz vor Negativ-Strahlung aus Mobilfunk- und sonstigen Wellen erwiesen.

Die noch bessere Nachricht lautet: Schungit schirmt unsere Bioenergie nicht nur vor den Strahlen ab, Schungit kann noch mehr. Er wandelt lebensfeindliche, linksdrehende Strahlen in lebensfreundliche, rechtsdrehende Schwingung um. Egal ob die linksdrehenden Strahlen aus Mikroorganismen oder von der Telefon-Basisstation kommen: Schungit hat tatsächlich die Fähigkeit, „böse" zu „gut" zu transformieren. Und das tut er lange und nachhaltig, ohne sich dabei zu verbrauchen oder selbst linksdrehend aufgeladen zu werden.

Ein begeistertet Schungit-Fan aus meinem Bekanntenkreis hat dies kurz und knapp so ausgedrückt: Negative Energie raus aus dem Körper – positive Energie rein. Stimmt! Mehr muss man dazu eigentlich gar nicht sagen.

Um sich vor Handystrahlung und Elektrosmog zu schützen, gibt es zwei Möglichkeiten: Entweder man bringt Schungit direkt an den Geräten an, die die Strahlung aussenden, um sie gleich dort in positive Schwingung umzuwandeln.

Oder, wenn das nicht möglich ist, weil sich die Strahlungsquelle nicht in der eigenen Wohnung befindet, kann man sich auch mit Schungit am Körper wirkungsvoll schützen.

Die Geobiologin und Schungit-Forscherin Regina Martino gibt zu beiden Optionen in ihrem Buch ganz konkrete Empfehlungen.

Schungit-Abschirmung an den Geräten

Die wichtigsten Schutzmaßnahmen sind: Eine kleine Schungit-Plakette am Handy anbringen, die Basisstation des Schnurlos-Telefons auf eine Schungit-Platte stellen, oder einen Edel-Schungit dort befestigen.

Auch der Stromverteilerkasten in der Wohnung, sowie weitere Strahlen-Emissionsquellen (Router, TV, usw.) können mit Schungit ganz leicht zu Positiv-Strahlern umgewandelt werden.

Dann ist es nicht nur so, dass die Strahlen Ihnen nicht mehr schaden. Nein, denn die umgewandelten Strahlen sind ja dann gleichschwingend mit Ihrer Lebensenergie, das heißt, Sie werden dadurch gestärkt und positiv energetisiert. Ich selbst kann diese Aussage nur bestätigen.

Schungitschutz am Körper

Wer nicht die Möglichkeit hat, die Geräte mit Schungit zu versehen, etwa am Arbeitsplatz, kann sich mit Schungit am Körper (fast) genauso wirkungsvoll schützen. Es werden hierfür viele Produkte angeboten. Ein Edel-Schungit-Anhänger als Halskette, eine Schungit-Pyramide neben dem PC, ein Schungit-Sitzkissen für den Bürostuhl - all dies verwandelt die Strahlung zu positiver Energie.

Fünf Schritte für Ihre Gesundheit

Wie Sie sehen, können Sie selbst vieles tun, um gesund zu bleiben oder zu werden. Der Schungit ist ein wichtiges Element der selbstverantwortlichen Gesundheitsvorsorge. Doch es gehören noch weitere Elemente dazu.

In meinem Gesundheitscoaching-Angebot habe ich die fünf Säulen der Gesundheit zusammengestellt, die ich Ihnen auch hier kurz vorstellen und erläutern möchte.

Gesund atmen

Stellen Sie sich vor, wie gut Sie sich fühlen, wenn Sie Im Urlaub klare Gebirgsluft oder die frische Brise am Meer einatmen. Gesunde Atemluft ist ein wichtiger Faktor für unser Wohlbefinden.

Doch unsere Atemluft ist leider nicht immer so rein, Luftverschmutzungen aller Art können unser Wohlbefinden beeinträchtigen.

Dagegen lässt sich nur bedingt etwas tun, außer die eigene Wohnung möglichst schadstofffrei einzurichten. Doch was Sie beeinflussen können, ist die Verwendung von Duftstoffen. Denn auch Düfte aller Art belasten die Atemluft.

Machen Sie sich einmal klar, dass solche Düfte weit entfernt von natürlich frischer Meeresbrise sind. Vielmehr handelt es sich hier um hochreaktive Substanzen, die über die Nase direkt in die Atemwege und auch ins Gehirn gelangen und dort Schleimhäute reizen oder Gehirnsignale verändern können.

Deshalb lautet der erste Schritt für bessere Gesundheit und mein dringender Appell an Sie:

Verzichten Sie auf Parfüms und parfümierte Pflegeprodukte. Es gibt hier längst viele parfümfreie Alternativen. Probieren Sie es aus: Sie werden sich ohne Parfümwolke selbst viel besser riechen können, in jeder Hinsicht.

Zucker in der Nahrung bildet viele Freie Radikale in den Zellen. Sicher ist mit Schungit eine hervorragende Radikal-Entgiftung möglich. Aber wäre es nicht besser, die Radikale erst gar nicht entstehen zu lassen? Viele Ernährungsexperten bezeichnen Zucker und auch künstlichen Fruchtzucker als die gefährlichsten Stoffwechselgifte.

Der zweite Schritt für bessere Gesundheit und mein eindringlicher Rat an Sie lautet deshalb:

Verzichten Sie auf Zucker/Fruchtzucker oder reduzieren Sie diese zumindest, so gut Sie können. Sie werden sich gesünder und glücklicher fühlen.

Zusätzlich empfiehlt es sich, genügend vom Spurenelement Kupfer zu sich zu nehmen. Denn der Körper kann sich selbst vor Freien Radikalen schützen, wenn er genügend Kupfer zur Verfügung hat.

Alles, was Sie denken, ist Energie. Gedanken sind sogar sehr mächtige Energien. Im Kapitel über unsere Aura habe ich es schon angesprochen: Negative Gedanken schwächen Ihre Aura, positive Gedanken stärken sie.

Richten Sie Ihre Gedanken so gut wie möglich auf Liebe und Dankbarkeit aus, machen Sie sich bewusst, was Sie alles haben und wie gut es Ihnen geht. Sehen Sie auch bei Ihren Mitmenschen das Positive.

Denn es ist eine einfache Wahrheit: Wofür Sie dankbar sind, verstärken Sie, worüber Sie sich beklagen, das verstärken Sie auch. Deshalb lautet der dritte Schritt zu guter Gesundheit und mein Rat an Sie:

Denken Sie positiv, sehen Sie das Gute in Ihrem Leben, seien Sie dankbar und strahlen Sie liebevolle Gedanken aus. Alles, was Sie aussenden, erhalten Sie zurück.

Gesund leben bedeutet, das zu tun, was der eigenen, individuellen Bestimmung entspricht, statt immer nur die Erwartungen der anderen zu erfüllen.

Wenn sich ein bestimmter Wunsch immer wieder in Ihnen meldet, etwas Bestimmtes zu tun, etwas zu ändern, einen Lebenstraum zu verwirklichen, dann ist das wohl ein Hinweis auf die wahre Bestimmung Ihres Lebens.

Alte Weisheitslehren besagen, nur wenn wir die Bestimmung unseres Lebens verwirklichen, leben wir gesund. Oder umgekehrt: Krankheitssymptome sind Signale, die uns zeigen, dass wir nicht auf der Spur unserer Lebensbestimmung sind.

Mein vierter Ratschlag an Sie lautet deshalb: Folgen Sie Ihren wahren Herzenswünschen und ermöglichen Sie Ihren Mitmenschen, dasselbe zu tun.

Nun schließt sich der Kreis, nun kommen wir wieder zum Thema Schungit zurück.

Damit Sie all dies schaffen, was ich in Schritt 1 bis 4 geschrieben habe, damit Sie die Energie haben, all dies umzusetzen, kann Schungit nötig sein.

Deshalb lautet der fünfte Rat: Verbessern Sie Ihre Energie mit Schungit, verwenden Sie dieses Mineral und seine Produkte, wo immer Sie es für notwendig erachten. Setzen Sie die Informationen aus diesem Buch um, erproben Sie die Schungitwirkung aber auch selbst. Gewinnen Sie Ihre eigenen Erfahrungen, wo, wie und in welcher Form Schungit Ihnen am besten dient.

Und: Seien Sie dankbar für den wunderbaren Schungit. Denn mit dieser Einstellung werden Sie am besten von seiner heilenden Wirkung profitieren.

Schlusswort - Ausblick

Damit, liebe Leser, will ich zum Ende meines kleinen Schungit-Ratgebers kommen. Ich habe das Buch und all die Informationen über Schungit bewusst kurz und knapp gehalten. Denn, wie heißt es so schön, die Wahrheit braucht nicht viele Worte.

Ich habe all die Informationen nach bestem Wissen und Gewissen recherchiert und für Sie zusammengestellt. Ich hoffe, ich konnte Ihnen damit wertvolle Hinweise geben, die Ihr Wohlbefinden und Ihre Gesundheit verbessern werden.

Mir ist bewusst, dass all dies, was ich Ihnen über Schungit erzählt habe, noch lange nicht der Weisheit letzter Schluss ist. Die Schungit-Forschung bezüglich aller Einsatzmöglichkeiten der Fullerene steht erst am Anfang, vor allem in unserer westlichen Medizin. Möge nun auch hier intensiv mit der Erforschung und Anwendung des Schungit zum Wohle der Patienten begonnen werden.

Nicht nur in der Medizin wünsche ich mir die heilsame Anwendung von Schungit und Schungit-Produkten. Auch im Bereich der Wohnungsgestaltung kann man damit zu mehr Wohlbefinden und Gesundheit beitragen.

Es gibt jetzt schon eine breite Palette unterschiedlichster Schungit-Produkte, wie Pyramiden, Kugeln, Würfel und weitere Gegenstände, die Ihr Zuhause wirklich zu einem Kraftort werden lassen.

Weiterhin wird Schungit vielfach zur Wasseraufbereitung empfohlen. Ich erwähne das nur kurz, denn ich bin der Meinung, unser Trinkwasser müsste generell gesünder und unbelasteter sein. Schungit ist hierfür nur eine Maßnahme von vielen.

Ich selbst empfehle Schungitwasser nur äußerlich, oder rate allenfalls dazu, die Getränkeflasche in eine Schale mit Schungit zu stellen. Ich habe die Erfahrung gemacht, dass das zur Energetisierung ausreicht.

Vor allem sehe ich, dass mit Hilfe von Schungit unser Pflanzenanbau optimiert werden kann. Vom Großlandwirt bis zum Kleingärtner kann jeder mit diesem wertvollen Mineral gesündere Pflanzen anbauen und dabei mehr und mehr auf herkömmliche Pflanzenschutzmittel verzichten. Denn Schungit-Rohsteine oder Schungit-Pulver sind der beste Pflanzenschutz.

Auch hierfür gibt es Studienergebnisse: Schungit als Bodenverbesserer, Dünger oder Bewässerungszusatz brachte deutlich gesündere Pflanzen und besseres Wachstum hervor. Mögen diese Erkenntnisse nun in unserer Landwirtschaft weiter erforscht werden.

Das Beste ist, dass Schungit die Gesamt-Frequenz auf unserer Erde anheben wird, und dass wir damit alle glücklicher und gesünder werden. Je mehr Menschen den Schungit anwenden, desto umfassender wird seine positive Wirkung sein.

Vieles in unserer Welt muss sich ändern, denn lange Zeit haben wir die Natur zu sehr ausgebeutet. Vor allem aber muss sich unser Bewusstsein verändern, damit wir die Notwendigkeit erkennen, besser im Einklang mit der Natur zu leben.

Wird Schungit uns helfen, diese Einsicht zu gewinnen? Wird Schungit uns positiv und zuversichtlich stimmen und uns helfen, im Einklang mit dem Leben zu denken und zu handeln? Ich denke, so wie Schungit unsere Körperzellen und unsere Aura positiv schwingen lässt, genauso wird er das auch mit der Aura unserer gesamten Erde schaffen.

Ich sehe es als meine Lebensbestimmung an, mitzuhelfen, dass alle Menschen gesund und glücklich sind. Ich hoffe, dass ich mit diesem Buch einen kleinen Beitrag dazu leisten konnte. Ich danke Ihnen, dass Sie es gelesen haben. Und ich danke der Natur für den wunderbaren Schungit, den Sie uns zur Verfügung stellt.
Einfach nur Danke.

Über mich

Am Ende des Buches will ich nun noch ein wenig über mich erzählen und beschreiben, wie ich dazu kam, meine Schungit-Informationen für Sie zu veröffentlichen.

Von Beruf bin/war ich freie Medizinjournalistin. Ich war damit auch sehr erfolgreich, einige meiner Publikationen wurden mit Medienpreisen ausgezeichnet.

Doch vor einigen Jahren spürte ich, dass dieser Beruf nicht mehr mein wahrer Beruf ist, denn oft stand ich selbst nicht hinter den medizinischen Ratschlägen, die ich bzw. meine Interviewpartner meinen Lesern erteilten. Also habe ich diesen Beruf aufgegeben und begonnen, mich neu auszurichten.

Medizin und Gesundheit interessierten mich nach wie vor sehr, doch wollte ich die wahren Ursachen für Krankheiten ergründen, und vor allem wollte ich wahre Heilmöglichkeiten finden und darüber berichten, statt immer nur die Maßnahmen der

Symptombekämpfung oder -linderung zu beschreiben, mit denen die Schulmedizin sich zumeist begnügt.

Als ausgebildete Chemotechnikerin interessierte mich die biochemische Dimension der Gesundheit sehr. Ich forschte viel zum Thema Kupfermangel, der meiner Meinung nach weit verbreitet ist, aber oft nicht erkannt wird.

Gleichzeitig erfuhr ich immer mehr über die energetische Dimension der Gesundheit. Energetische Einflüsse wirken um ein Vielfaches stärker als biochemische, las ich zum Beispiel im Buch des bekannten amerikanischen Arztes und Epigentikers Dr. Bruce Lipton.

Beim Schungit wusste ich sofort, dass er beide Dimensionen der Gesundheit positiv beeinflusst, die biochemische ebenso wie die energetische. Das habe ich in diesem Buch dargestellt. Mögen Ihnen meine Informationen dazu verhelfen, dass auch Sie gesund und glücklich bleiben oder werden.

Impressum:

Herausgeber:
Johanna Kallert
Spitalgasse 32
91541 Rothenburg ob der Tauber

Mail:
jkallert@web.de

Websites:
www.schungit-heilsteine.com
www.jk-ganzheitlich-gesund.de

Schreiben Sie mir, liebe Leser, wenn Sie noch Fragen zum Thema Schungit haben, oder wenn Sie mir über Ihre Erfahrungen berichten wollen. Ich freue mich auf Ihre Nachricht. Und ich stelle mir jetzt schon vor, eine zweite Auflage dieses Schungit-Buches mit Ihren Erfahrungsberichten zu ergänzen.

Mit den besten Wünschen für Ihre Gesundheit
Ihre Johanna Kallert

Literaturverzeichnis

Schungit – Stein der Lebensenergie
Regina Martino
Mankau Verlag, 2. Auflage 2013

Roche Lexikon Medizin
Urban & Fischer Verlag

Nutriologische Medizin
Melvin R Werbach
Haedecke Verlag